Ricarda Krusemark-Rasch

Starke Knochen

Ricarda Krusemark-Rasch

Starke Knochen

Das Übungsprogramm bei Osteoporose

nymphenburger

Für meine Patienten des Forums starke Knochen und alle Bewegungsinteressierten.

Die Ratschläge in diesem Buch sind von Autorin und Verlag sorgfältig geprüft, dennoch kann keine Garantie übernommen werden. Jegliche Haftung der Autorin bzw. des Verlages und seiner Beauftragten für Gesundheitsschäden sowie Personen-, Sach- und Vermögensschäden ist ausgeschlossen.

Umschlaggestaltung: atelier-sanna.com, München
Fotos: Wolfgang Roucka, München
Fotomodell: Ricarda Krusemark-Rasch
Satz: Walter Typografie & Grafik GmbH, Würzburg
Gesetzt aus 10/14 pt Optima
Druck und Binden: Offizin Andersen Nexö, Leipzig
Printed in Germany
ISBN 978-3-485-02840-0

www.nymphenburger-verlag.de

Inhalt

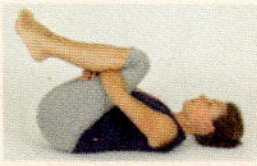

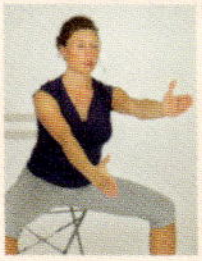

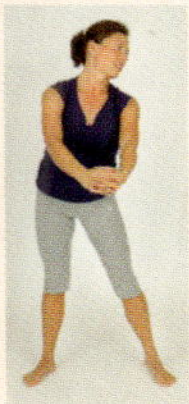

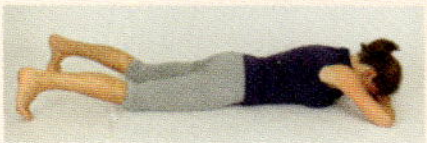

Einführung

Osteoporose oder Knochenschwund ist eine Knochenstoffwechselkrankheit, die zur Verminderung der Knochenmasse und zur Verschlechterung der Knochenstruktur führt. Sie kann das gesamte Skelett betreffen. Knochenbrüche sind die häufigste Folge. Knapp 8 Millionen Deutsche sind derzeit von Osteoporose betroffen, der Anteil der Frauen überwiegt mit 80 Prozent.

Mit schwindender Muskelkraft sinkt die Knochendichte

Von den über 50-Jährigen ist nahezu jeder Vierte erkrankt, Tendenz steigend.

Nur die Hälfte der Betroffenen weiß aufgrund einer Diagnosestellung, dass sie Osteoporose hat. Und von diesen werden wiederum nur 20 Prozent behandelt.

Insgesamt erhalten nur 9 bis 10 Prozent aller Osteoporose-Patienten eine adäquate Therapie.

Wird diese Erkrankung jedoch frühzeitig erkannt, kann sie erfolgreich behandelt werden.

Starke Knochen durch Bewegung

Meine Erfahrungen

Seit mehr als 20 Jahren leite ich Kurse im Gesundheitsbereich. Vor 17 Jahren qualifizierte ich mich als Osteoporose-Spezialistin und bin seitdem vielfältig in diesem Bereich tätig. 2011 gründete ich das „Forum starke Knochen“ in München. Dort halte ich täglich Osteoporose-Therapien in Kleingruppen sowie Beratungen in Einzelgesprächen ab.

Die tägliche Gymnastik mit meinen Patienten macht mir sehr viel Spaß und vor allem Mut, da ich erlebe, wie wirkungsvoll die einfachen, aber gezielten Übungen sind. Die Resultate des Trainings sind Schmerzlinderung, Muskelaufbau, stabile Knochen sowie Angstminderung und gesteigerte Lebensfreude durch ein vermindertes Sturzrisiko.

Mit Bewegung zum Ziel

Viele meiner Patienten sind selbst so erstaunt und ermutigt, dass sie auch zu Hause regelmäßig üben.

Immer wieder kommen Patienten zu mir, die ausschließlich an Geräten Krafttraining machen. Dabei habe ich festgestellt, dass der daraus resultierende Muskelzuwachs nicht ausreicht, um den Alltagsanforderungen gerecht zu werden. Oft haben diese Teilnehmer in meinen Übungsstunden anfänglich auffällige Koordinations- und Gleichgewichtsdefizite, die ein erhöhtes Sturzrisiko aufzeigen. Krafttraining an Geräten als Ergänzung halte ich hingegen für sinnvoll.

Bitte wählen Sie nicht den bequemen Weg der Medikamenteneinnahme statt Bewegung. Arzneien können kein Training ersetzen! In den vergangenen Jahren habe ich in vielen Beratungsgesprächen erlebt, dass Patienten, die nur Medikamente einnahmen, erst Erfolge am Knochen feststellen konnten, nachdem sie die Therapie durch Bewegung und Ernährung vervollständigten.

Wozu kräftige Muskeln?

Oberstes Ziel der Osteoporose-Gymnastik ist ein Muskelkorsett. Dieses Muskelkorsett besteht aus Bauch-, Rücken- und Gesäßmuskeln, also aus der Rumpfmuskulatur. Es hält die Wirbelsäule in der Aufrichtung und sichert den Körpermittelpunkt.

Ein kräftiges Muskelkorsett sorgt für Balance

Neueste Studien haben die Bedeutsamkeit eines starken Muskelkorsetts noch einmal belegt. Ein antrainiertes Muskelkorsett schützt und stützt Sie bei jeder Bewegung. Nur mit kräftigen Rumpfmuskeln ist es möglich, die Balance zu halten. Dadurch verringern

Sie die Sturzgefahr. Das Muskelkorsett richtet außerdem Ihre Wirbelsäule auf und vermindert dadurch Schmerzen. Auch die Bandscheiben, Bänder, Knorpel und Sehnen werden entlastet. Fast alle Patienten aus meinen Therapiegruppen bestätigen mir, dass sie den Zugewinn an Balancefähigkeit als große Sicherheit im Alltag empfinden.

Patientin 1: „Wenn ich mal stolpere, stürze ich nicht gleich, sondern kann mich immer noch abfangen."

Patientin 2: „Ich bin, seitdem ich regelmäßig übe, viel geschickter. Dadurch bin ich nicht mehr so unsicher und ängstlich."

Sicherheit im Alltag

Patientin 3: „Durch das fleißige Üben bin ich beweglicher geworden, mir fällt mein Alltag viel leichter und macht einfach mehr Spaß."

Übungsauswahl

Grundsätzlich basiert die Osteoporose-Therapie auf drei Säulen: Bewegung, Ernährung und Medikation. Sehr oft reichen bereits die Aspekte Bewegung und Ernährung aus, um den osteoporotischen Knochen erfolgreich zu behandeln.

Das in diesem Buch vorgestellte effektive Knochentraining setzt sich aus folgenden Inhalten zusammen:

- Mobilisation: Vorbereitende Gelenkübungen für die Dehn- und Kräftigungsübungen.

- Dehnung: Muskeln, die zu Verkürzungen neigen, werden gedehnt.
- Kräftigung: Zur Abschwächung neigende Muskeln werden gekräftigt.
- Koordination und
- Gleichgewicht sind wichtige Schwerpunkte für die Sturzprävention.
- Körperwahrnehmung: Diese Übungen helfen, Körpergefühl zu entwickeln, zu wissen, wo die Schmerzgrenze ist und den richtigen Krafteinsatz zu lernen, um die Übungen richtig auszuführen.
- Entspannung: Nur ein entspannter Muskel kann Kraft entwickeln und hat eine höhere Schmerztoleranz, kann also mehr Schmerz aushalten.

Nach Knochenbrüchen Pause machen

Bitte beachten Sie: Mit einem Knochenbruch darf erst nach sechs bis acht Wochen nach Rücksprache mit dem Arzt wieder geübt werden.
Gerade dann empfehle ich Ihnen jedoch, wieder zu üben, nachdem der Bruch vollständig ausgeheilt ist.
Bevor Sie mit den Übungen in diesem Buch beginnen, stellen Sie bitte ebenfalls sicher, dass kein frischer Knochenbruch vorliegt. Dann können Sie mit den sanften Übungen in diesem Buch beginnen.

Muskeln werden gefestigt, der Knochen wird stark

In diesem Ratgeber stelle ich Ihnen Übungen vor, mit denen Sie als Betroffener Ihre Knochen stärken können. Knochen stärken bedeutet, die Muskeln durch gezielte Übungen zu festigen und dadurch auch mehr Sicherheit und Wohlbefinden im Alltag zu erhalten. Ihr Muskelkorsett stützt und schützt Sie Tag und Nacht. Die gezielte Bewegung bzw. Übung animiert quasi den Knochen, stark zu werden. Denn wenn ein starker Muskelzug auf den Knochen einwirkt, muss der Knochen dem standhalten können. Wächst also die Muskelkraft, „wächst" auch der Knochen.

Die Übungen in diesem Ratgeber wurden unter Berücksichtigung verschiedenster Aspekte ausgewählt. Zum einen ist es mir wichtig, dass die Übungen möglichst ohne Fehler ausgeführt werden können und Sie zugleich mit geringem Aufwand eine große Wirkung erzielen, dass sie also möglichst effizient sind. Zum anderen möchte ich Ihnen Übungen, die ein klassisches Osteoporose-Programm beinhaltet, in diesem Ratgeber vorstellen.
In meinen Therapiestunden mit Kleingruppen haben sich in den letzten Jahren Bewegungsabläufe herauskristallisiert und bewährt. Genau diese Übungen finden Sie in diesem Buch.

Durch Bewegungsmangel verschlechtert sich die allgemeine körperliche Verfassung. Mit zunehmendem Alter lassen sich jedoch lange bewegungsarme Pausen kaum ohne spürbare und sichtbare körperliche Beschwerden und Probleme kompensieren. Zwei Wochen ohne Training merken die Patienten meist sofort.

Mit erzwungener Bettruhe konnte in einem Experiment die Bedeutung der Muskelaktivität für das Skelett aufgezeigt werden. Gesunde Probanden mussten dabei zwei Wochen im Bett verbringen und durften nur für den Gang zur Toilette aufstehen. Dieser Bewegungsmangel führte bei den Versuchspersonen schon innerhalb von wenigen Tagen zu einer negativen Kalziumbilanz, denn sie schieden mehr Kalzium aus, als sie aufgenommen hatten. Der ausgeschiedene Überschuss, messbar in Blut und Urin, stammte aus den Knochen.

Bewegung ist bei Osteoporose entscheidend

Es ist also nachgewiesen, dass muskelkräftigende Übungen die Knochen stärken, Bewegungsmangel hingegen zu Kalziumabbau und porösen Knochen führt. Deshalb ist es so entscheidend, sich bei Osteoporose zu bewegen.

Hier bewahrheitet sich das alte Sprichwort: Wer rastet, der rostet!

Grundsätzlich sind alle Übungen in diesem Ratgeber effektiv, auch die, die mit „sanft“ (★) bzw. „einfach“ gekennzeichnet sind. Diese sanften Übungen helfen bei Verspannungsschmerzen und sind bei regelmäßiger Durchführung meist sehr wirksam. Unter den sanften Übungen finden Sie bewusst keine Balance-Übungen, sodass keine Sturzgefahr besteht. Die mäßig schwierigen Übungen (★★) kräftigen und dehnen die Muskeln. Dies sorgt für eine bessere Haltung. Die intensiven, eher anspruchsvollen Übungen (★★★) haben einen gesteigerten Anspruch an das Gleichgewicht und die Muskelkraft.

Beginnen Sie zur Sicherheit mit den einfachen Übungen und steigern Sie den Schwierigkeitsgrad allmählich nach Ihrem persönlichen Empfinden. Machen Sie nur die Übungen, die Ihnen angemessen erscheinen. Überforderung bringt Negativeffekte mit sich, z. B. Muskelkater oder Schmerzen. Ebenso ist es für die Knochen unwirksam, wenn Sie einmal viel üben und dann tagelang überhaupt nicht. Man spricht von einer sogenannten Therapietreue, die zum Trainingserfolg führt. Das bedeutet, sich regelmäßig gezielt zu bewegen, um Erfolg am Knochen zu haben.

Regelmäßiges Üben führt zum Erfolg

Am besten üben Sie dreimal pro Woche. Es ist sinnvoll, für jeden Körperbereich mindestens eine Übung auszuwählen. An sich ist es unerheblich, ob die Übung im Liegen, Stehen oder Sitzen ausgeführt wird. Hauptsache, Sie üben!

Achten Sie am besten auch darauf, dass in Ihrer Übungsauswahl sowohl Kraft- als auch Dehn- und Entspannungsübungen enthalten sind.

Wer seinen Erfolg messen möchte, sollte zwei bis drei Wochen lang dreimal wöchentlich die gleiche Übungsabfolge wählen. So spüren Sie die Leistungssteigerung in Form von mehr Beweglichkeit, verbessertem Durchhaltevermögen in den einzelnen Übungen und besserer Balance durch ein gestärktes Muskelkorsett.

Ausgewogenes Trainieren ist am wirksamsten

Unter den Übungsnamen finden Sie die Wirkung, die der jeweilige Bewegungsablauf auf den Körper hat.

So üben Sie richtig

- Tragen Sie bequeme Kleidung, ABS-Socken mit rutschfester Sohle oder üben Sie barfuß.
- Üben Sie regelmäßig, aber ohne Stress.
- Trainieren Sie am besten zu festen Zeiten.
- Lassen Sie bei Kraftübungen den Atem bewusst fließen.
- Fühlen Sie sich wohl durch die Bewegung.

Zeichenerklärung

★ einfache/sanfte Übungen
★★ mäßige/mittelschwierige Übungen
★★★ anspruchsvolle/intensive Übungen

Das Osteoporose-Programm

Übungen im Bett

Die folgenden Übungen können Sie im Bett üben, falls Sie nicht auf der Matte am Boden trainieren können. Ist es Ihnen möglich, auf der Matte zu liegen, führen Sie diese Übungen gerne am Boden aus.

Embryo-Haltung ★

Dehnung der unteren Rückenmuskulatur, Schmerzlinderung im unteren Rücken

- Liegen Sie im Bett und umgreifen Sie die Beine mit beiden Händen in den Kniekehlen.
- Die Hände fassen sich an den Handgelenken oder an den Unterarmen.
- Ziehen Sie die Beine kräftig an den Bauch, halten Sie sie angezogen und atmen Sie dabei tief und gleichmäßig.

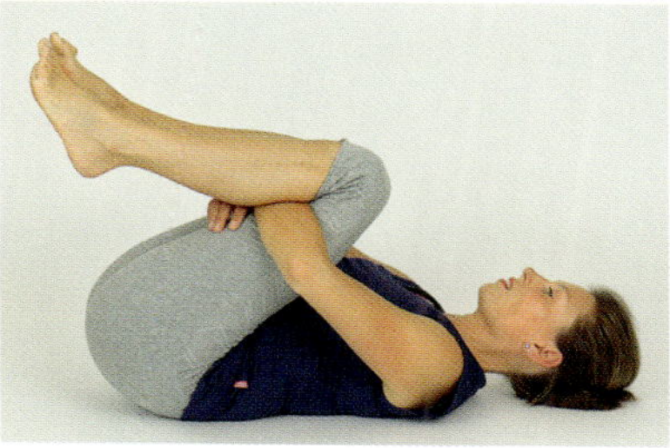

Wiederholung: 3 × ca. 1 Minute lang dehnen

Tipp:

- Umfassen Sie für die Übung Ihre Hände oder Handgelenke, eventuell sogar die Unterarme, falls Sie sie bequem erreichen können.

Wirbelsäulen-Seiltanz ★★

Mobilisation der einzelnen Wirbelkörper

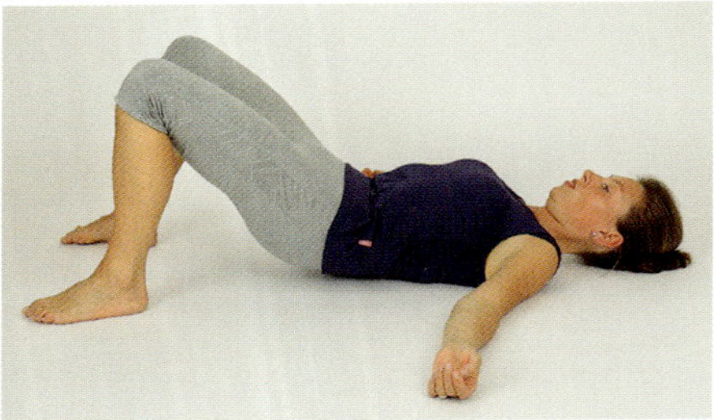

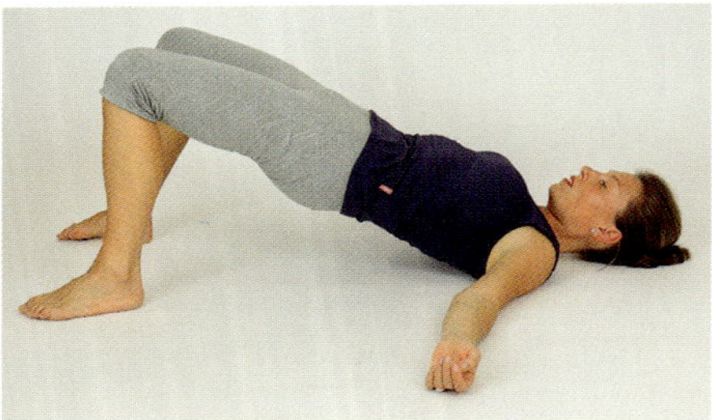

- Legen Sie sich auf den Rücken.
- Die Füße stellen Sie hüftbreit auf, die Hände liegen seitlich mit den Handflächen nach oben knapp unter Schulterhöhe neben dem Körper.
- Rollen Sie aus dieser Position die Wirbelsäule bewusst und langsam auf. Heben Sie als erstes das Steißbein an, dann das Kreuz-

bein und das Becken. Lösen Sie anschließend Wirbel für Wirbel von der Matte und heben Sie schließlich den gesamten Rücken ab.

- Die Endposition ist die Schulterbrücke, die allerdings nicht lange gehalten wird.
- Kommen Sie aus der Schulterbrücke zurück, indem Sie die Wirbelsäule rund und geschmeidig abrollen. Stellen Sie sich Ihre Wirbelsäule als Seil vor, das nach und nach abgelegt wird. Der Rumpf soll dabei kein Brett sein, sondern weich und geschmeidig.

Wiederholung: Mindestens 3 × oder mehr

Wolkentreten ★★★

Dehnung der Beinrückseite,
Kräftigung der unteren Bauchmuskeln

- Auch bei dieser Übung liegen Sie am besten wieder im Bett.
- Bringen Sie in der Rückenlage die Beine in eine Treppenstufenform, indem Sie die Beine nach oben strecken und an den Knien abwinkeln. Dabei entsteht ein rechter Winkel in Hüft- und Kniegelenken.
- Drücken Sie nun den unteren Rücken fest in die Unterlage. Achten Sie darauf, dass beide Knie über den Hüftgelenken sind, nicht über dem Bauch.

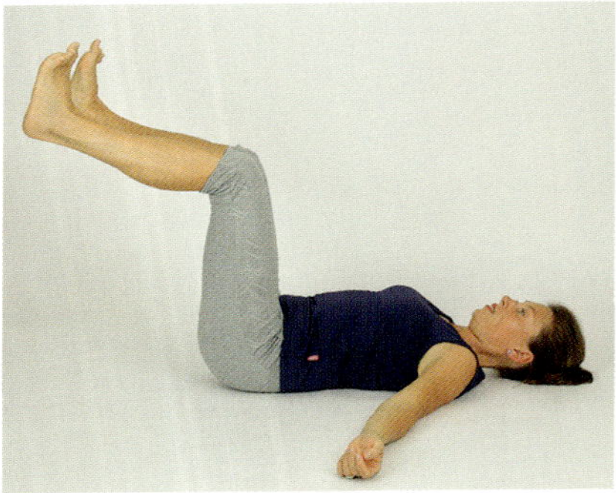

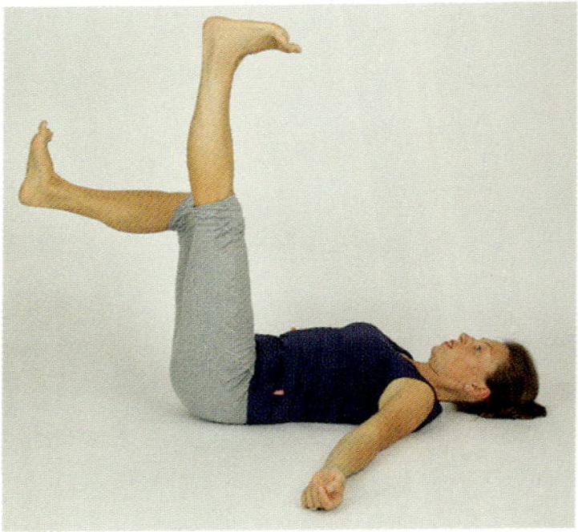

- Jetzt drücken Sie wechselweise die Beine mit der Ferse hoch, die Knie strecken Sie dabei.
- Weil kein Körpergewicht auf den Beinen lastet, dürfen Sie die Kniegelenke durchdrücken.
- Wenn Sie diese Übung nicht in den Waden und Oberschenkelrückseiten spüren, drücken Sie die Ferse noch zu wenig hoch.

Wiederholung: Jedes Bein 30 × strecken, 3 Durchgänge

Bitte beachten:

- Atmen Sie gleichmäßig.
- Drücken Sie den unteren Rücken immer kräftig in die Unterlage.
- Lassen Sie Schultern und Arme locker.

Beinpendel seitlich ★

Dehnung der Bauch- und Rückenmuskeln, Mobilisierung des Iliosakral-Gelenks

- Legen Sie sich auf den Rücken und stellen Sie die Füße etwas mehr als hüftbreit auf.
- Legen Sie die Arme entspannt auf Schulterhöhe neben dem Körper ab.
- Bewegen Sie nun beide Beine sanft nach links und atmen Sie dabei aus.
- Dann richten Sie die Beine wieder auf und atmen ein.
- Anschließend bewegen Sie die Beine sanft nach rechts und atmen wieder aus.

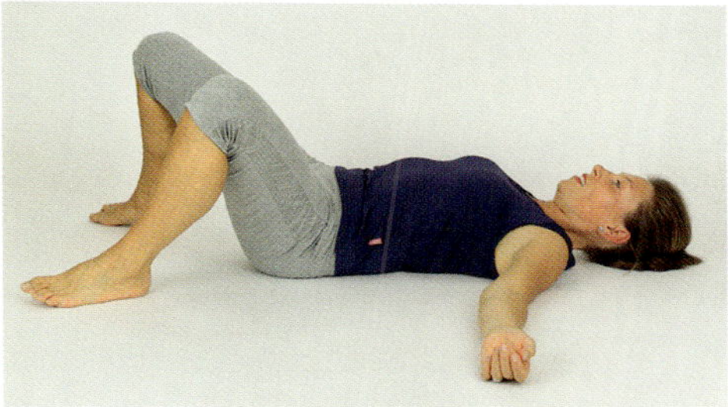

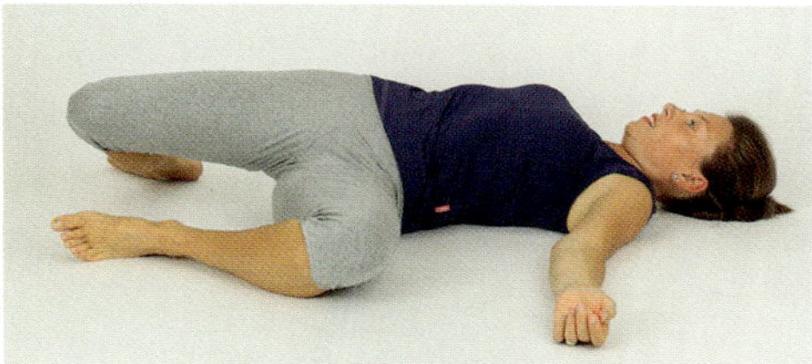

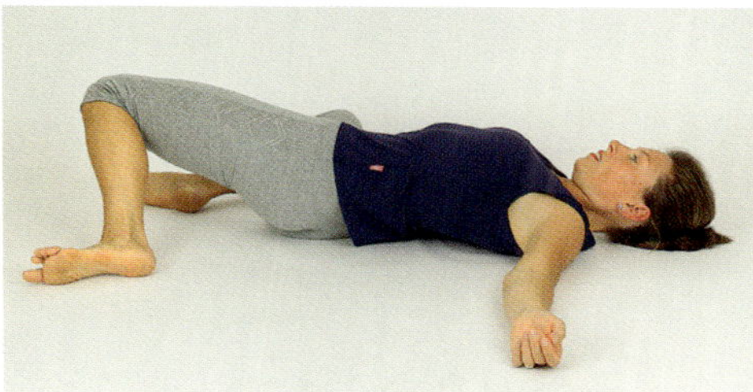

- Versuchen Sie, eine fließende, pendelnde Bewegung entstehen zu lassen: Pendeln zur Seite, in die Mitte und dann zur anderen Seite.

Wiederholung: 30 × oder mehr

Bitte beachten:
- Schultern und Arme bleiben locker und entspannt.

Froschbeine / Hüftrotation ★★★
Intensive Mobilisation des Hüftgelenks; eine der wichtigsten Osteoporose-Übungen, um den Oberschenkelknochen zu stärken

- Legen Sie sich auf den Rücken.
- Halten Sie die Beine in Rückenlage mit leicht angewinkelten Knien nach oben.
- Drücken Sie dabei die Fersen raus und positionieren Sie die Fußsohlen horizontal.

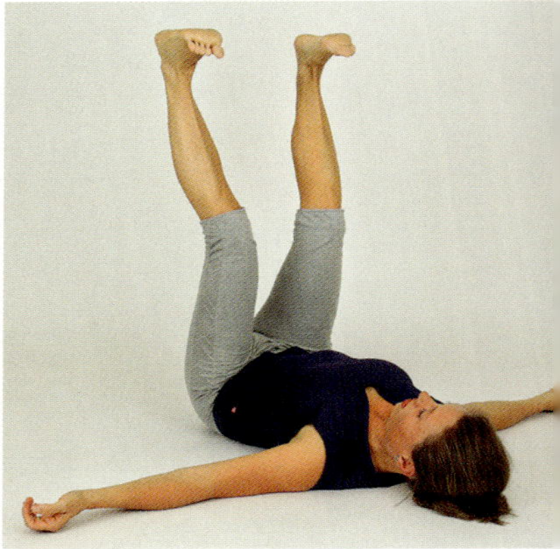

- Die Fersen befinden sich über den Hüftgelenken.
- Achten Sie darauf, dass der Rücken fest auf der Unterlage liegt.
- Jetzt drehen Sie die Fersen abwechselnd auswärts und einwärts.
- Die Rotationsbewegung kommt aus dem Hüftgelenk.
- Das ganze Bein dreht mit, die Knie folgen der Bewegung.

Wiederholung: Die Beine 10 × rotieren lassen, 3 Durchgänge

Variation: Erst mit dem einen Bein, dann mit dem anderen üben.

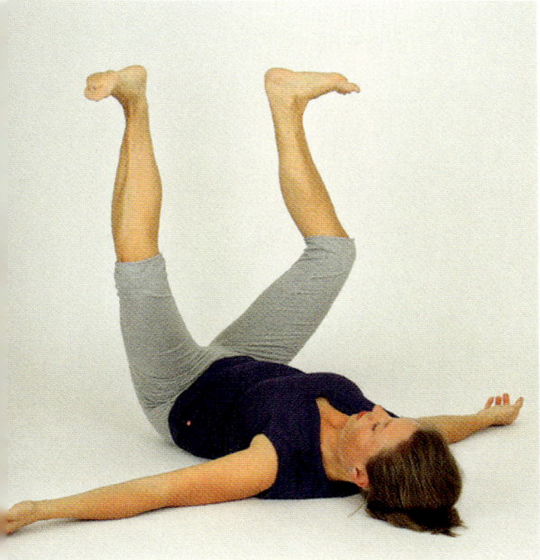

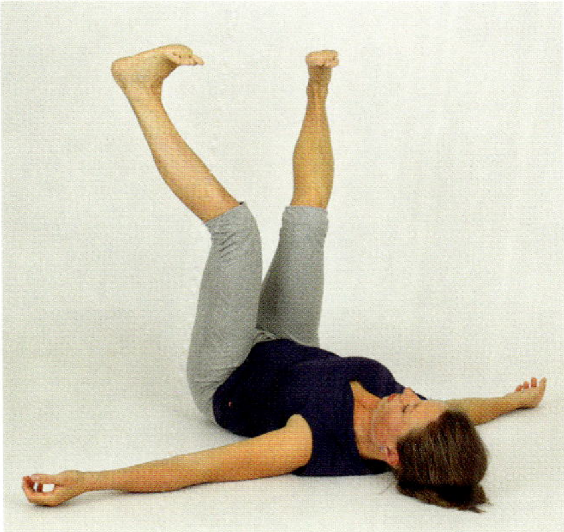

Übungen im Sitzen

Die folgenden Übungen führen Sie, sofern nicht anders angegeben, am besten auf einem Stuhl aus.

Apfelpflücken ★

Streckung und Aufrichtung der Wirbelsäule

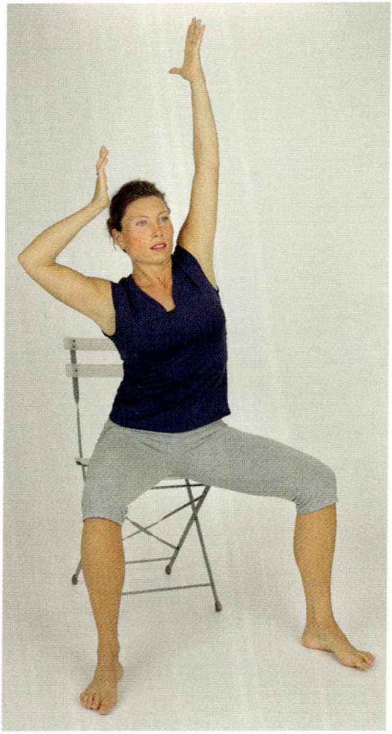

- Sitzen Sie mit aktiv aufgerichteter Wirbelsäule auf der Stuhlkante und schieben Sie den Brustkorb bewusst nach vorn.
- Greifen Sie mit den Händen wechselweise weit nach oben, als wollten Sie einen Apfel pflücken.
- Arm, Schulter und Schulterblatt schieben jedes Mal mit hoch.

Tipp:

- Dies ist eine schöne Übung für den Morgen, direkt nach dem Aufstehen, da die Wirbelsäule gestreckt und aufgerichtet wird und sich eine tiefe Atmung einstellt.

Wiederholung: 30 × Äpfel pflücken, 3 Durchgänge

Holzhacken ★★

Kräftigungsübung für Schultern, Schulterblatt- und Brustmuskulatur

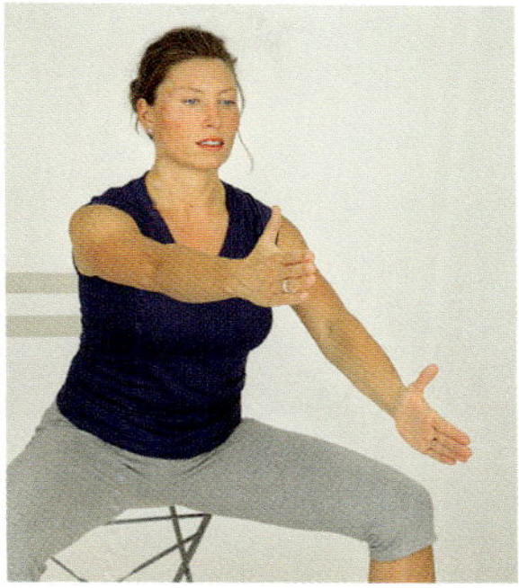

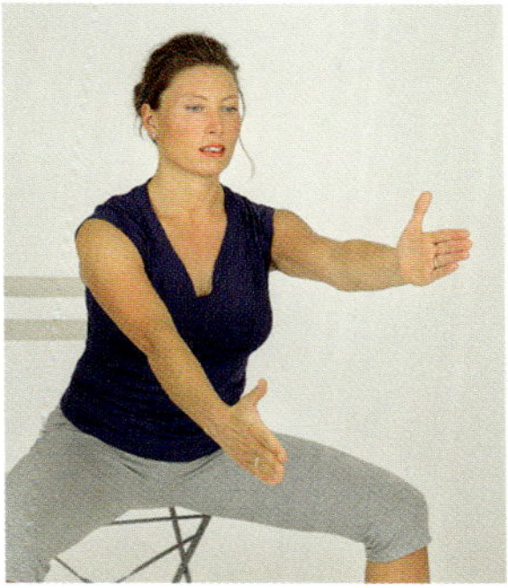

- Strecken Sie im Sitzen die Arme knapp unter Schulterhöhe schulterbreit nach vorn.
- Strecken Sie die Hände ebenfalls; die Daumen zeigen dabei nach oben. Beide Arme sind stocksteif.
- Achten Sie darauf, dass Sie Schultern und Schulterblätter bewusst nach unten drücken, um Nackenverspannungen zu vermeiden.
- Hacken Sie nun, so schnell Sie können, mit den Armen gegengleich auf und ab.

Wiederholung: 3 × ca. 1 Minute

Bitte beachten:

- Drücken Sie Schultern und Schulterblätter aktiv nach unten.
- Atmen Sie gleichmäßig.

Beckenschaukel ★★

Mobilisation sowie Dehnung und Kräftigung der Lendenwirbelsäule

- Sitzen Sie weit vorn an der Stuhlkante und stellen Sie die Beine etwas mehr als hüftbreit auseinander.
- Die Arme kreuzen Sie vor der Brust.
- Kippen Sie das aufgestellte Becken nach vorn Richtung Bauch, stellen es dann wieder mittig auf und kippen es anschließend nach hinten Richtung Rücken.
- Achten Sie darauf, dass der Brustkorb sich nicht bewegt. Er wird von den Armen festgehalten.

Wiederholung: 3 Durchgänge à 10 Wiederholungen

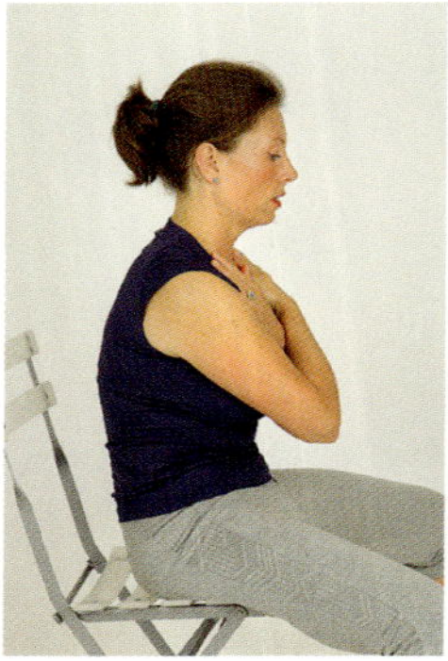
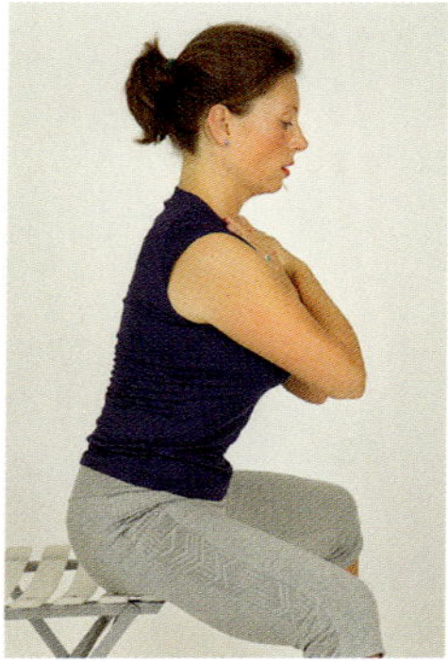
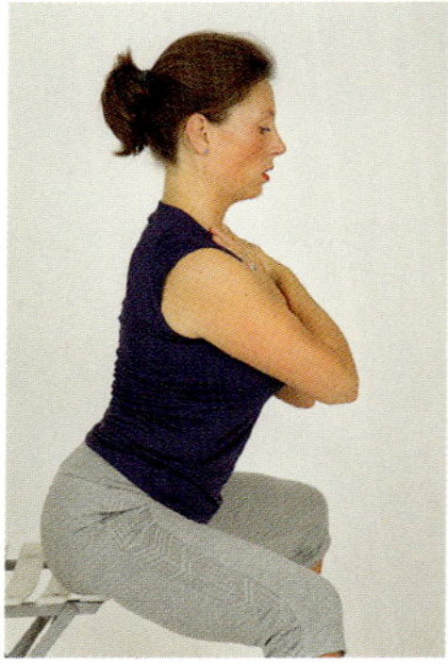

Tipp:

- Das Steißbein kippt mal unter den Körper (dadurch rundet sich der Rücken), mal nach hinten heraus (dadurch wölbt sich der Rücken).

Handballen-Pumpe ★★

Kräftigung der Brust- und Schulterblattmuskulatur

- Legen Sie im Sitzen die Handballen aneinander und halten Sie die angewinkelten Arme auf Brusthöhe.
- Die Fingerspitzen zeigen nach oben und berühren sich nicht. Die Ellenbogen zeigen zu den Seiten.
- Achten Sie auf eine aktiv aufgerichtete Wirbelsäule.
- Drücken Sie nun die Handballen mit einer Pumpbewegung kräftig und schnell gegeneinander und lassen anschließend locker, also: drücken, lockerlassen, drücken, lockerlassen.
- Lockern Sie zwischen den Durchgängen die Arme und Hände.

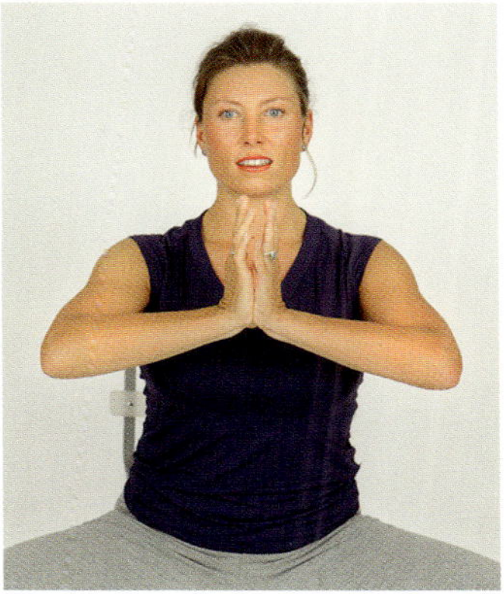

Wiederholung: 30 × drücken, davon 5 bis 10 Durchgänge

Tipp:
- Lautes Mitzählen unterstützt die Atmung.

Bitte beachten:
- Schieben Sie Schultern und Schulterblätter aktiv nach unten.
- Lockern Sie zwischendurch die Schultern.

Nackenweichmacher ★

Dehnung der Schulter- und Nackenmuskulatur

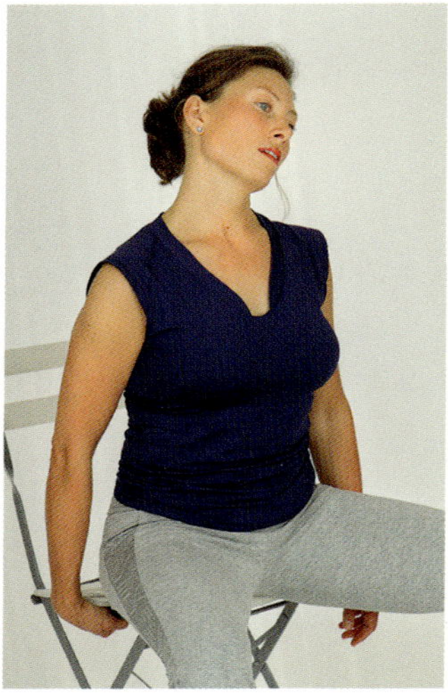

- Sitzen Sie mit aufgerichteter Wirbelsäule auf der Mitte des Stuhls.
- Zunächst hängen beide Arme locker herunter.
- Dann greifen Sie mit der rechten Hand unter die Sitzfläche bzw. um die seitliche Stuhlkante herum.
- Richten Sie zunächst Ihre Wirbelsäule gerade auf. Dadurch entsteht bereits eine Vordehnung.
- Dann neigen Sie langsam den Kopf zur linken Schulter.

- Ziehen Sie dabei die Schulter nicht hoch und verdrehen Sie den Kopf nicht. Der Blick ist stets nach vorn gerichtet.

Wiederholung: Position 30 Sekunden halten, 3 bis 5 Durchgänge

- Wechseln Sie anschließend die Seite und greifen dabei mit der linken Hand unter den Stuhl, während Sie den Kopf nach rechts neigen.

Bitte beachten:
- Der Kopf darf nicht nach vorn oder nach hinten fallen oder gedreht werden.

Tipp:
- Lockern Sie zwischendurch die Schultern und Arme.
- Achten Sie auf gleichmäßige, lange Atemzüge.

Wirbelsäulen-Schraube ★★

Mobilisation der Wirbelsäule, Kräftigung der Rückenmuskulatur und der schrägen Bauchmuskeln

- Sitzen Sie an der vorderen Stuhlkante. Die Arme sind vor der Brust verschränkt.

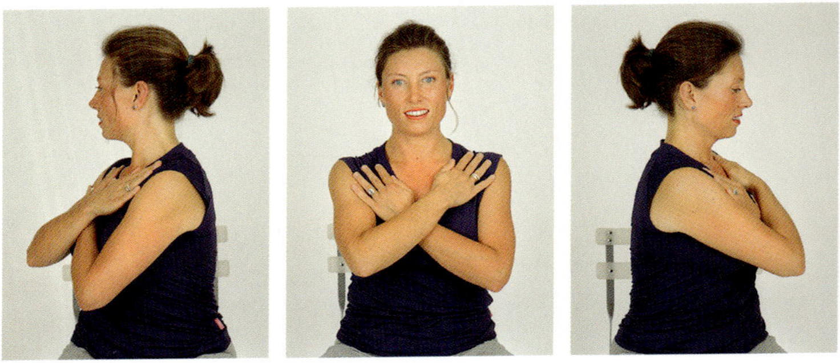

- Die Beine sind weit geöffnet und stehen mit den ganzen Fußsohlen am Boden.
- Strecken Sie Wirbelsäule und Nacken bewusst. Bleiben Sie ganz gerade, damit Sie die Drehung komplett ausführen können.
- Zur Stabilisierung des unteren Rückens ziehen Sie den Bauchnabel ein.
- Stellen Sie sich Ihre Wirbelsäule nun als Schraube vor, die sanft und langsam von rechts nach links dreht.
- Verharren Sie auf der jeweiligen Seite kurz. Der Kopf geht mit, macht aber keine eigene Drehbewegung, da der Nacken steif bleibt.

Wiederholung: Wirbelsäule 10 × nach rechts und links drehen, 3 Durchgänge

Variation:
Intensiver wird die Übung, wenn Sie die gefassten Ellenbogen mit vorgehaltenen Armen zur Seite mitnehmen.

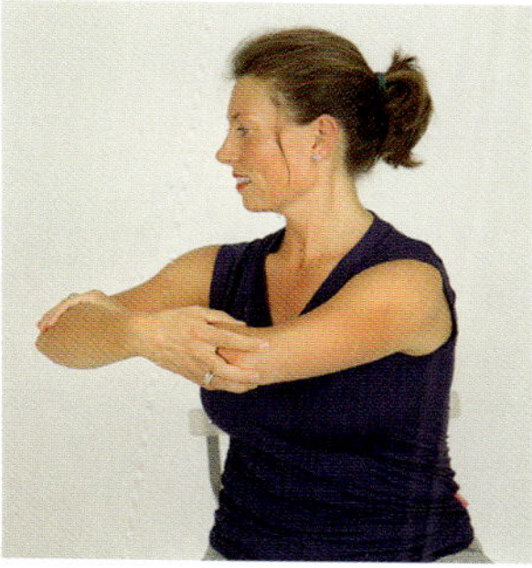

Bitte beachten:
- Der Kopf geht mit.
- Bei Wirbelbrüchen und akutem Bandscheibenvorfall nicht üben!

Sit-ups im Sitzen ★★★
Kräftigung der Bauchmuskeln

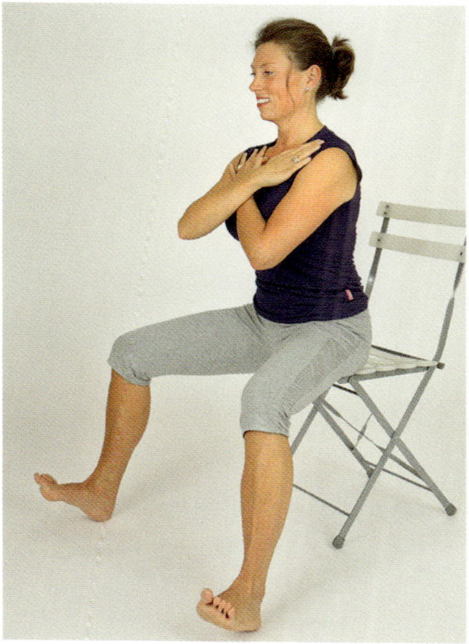

- Sitzen Sie extrem weit vorn, an der vordersten Stuhlkante.
- Öffnen Sie die angewinkelten Beine so weit wie möglich und stellen Sie die Füße mit den Fersen auf, die Fußspitzen ziehen hoch.
- Der Rücken ist gerade wie ein Brett, auch der Nacken ist gestreckt, nur der untere

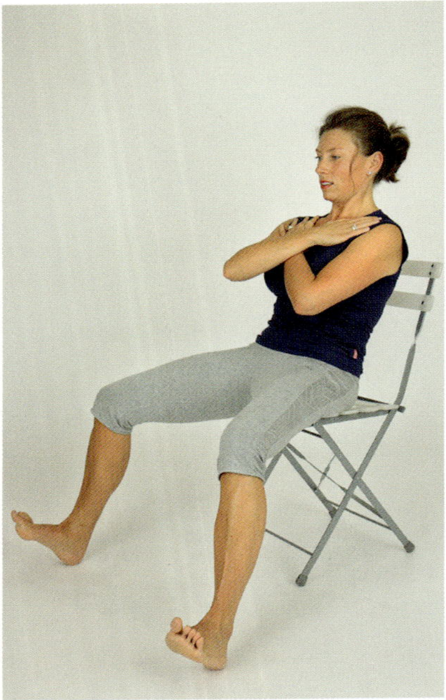

Rücken ist leicht um 2 bis 3 Zentimeter gerundet.

- Die Arme werden vor der Brust verschränkt.
- Kippen Sie mit dem gesamten Rumpf inklusive Becken nach hinten Richtung Lehne und richten sich anschließend wieder auf. Achten Sie darauf, dass das Becken mit nach hinten kippt.
- Ziehen Sie beim Nach-hinten-Kippen den Bauchnabel fest ein und atmen Sie aus.
- Beim Aufrichten atmen Sie ein.

Wiederholung: 10 × 3 Durchgänge

Bitte beachten:

- Der Rücken darf sich nicht wölben! Falls Sie bei der Übung Schmerzen im unteren Rücken haben, führen Sie sie nicht richtig aus.

Übungen im Stehen

Hund-Diagonale ★★★

Kräftigung des Muskelkorsetts

- Ausgangsposition ist der Vierfüßlerstand: Die Hände befinden sich unter den Schultern und die Knie hüftbreit unter den Hüftgelenken. Achten Sie darauf, dass der Rücken ganz gerade ist und die feste Bauchdecke den Rücken stabilisiert. Hängen Sie nicht passiv im Rücken durch.
- Strecken Sie den Nacken, sodass sich ein Doppelkinn bildet.
- Führen Sie den rechten Arm und das linke Bein gleichzeitig leicht zur Seite, halten Sie die Position kurz und stellen Sie Arm und Bein anschließend in der Ausgangsposition ab.
- Üben Sie nun wechselweise die Diagonalen.

Wiederholung: 10 × 3 bis 5 Durchgänge

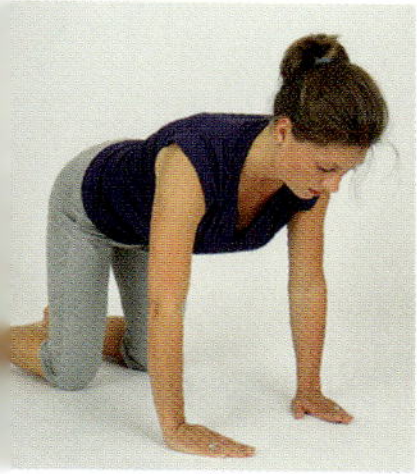
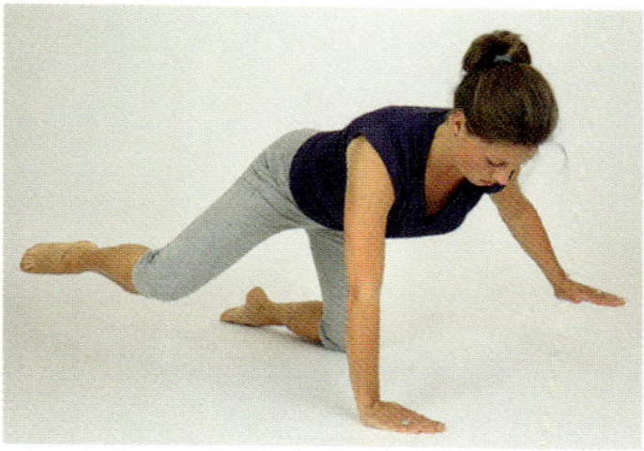
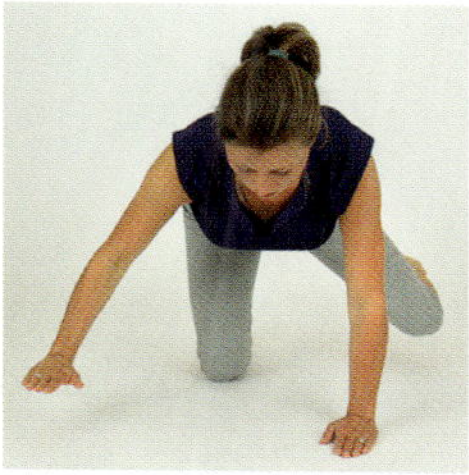

Fersen-Schienen-Schub ★★★

Kräftigung der Oberschenkelrückseite, der Gesäßmuskulatur und des unteren Rückens

- Stehen Sie auf einem Bein und halten sich leicht an der Stuhllehne oder etwas ähnlichem fest.
- Das Standbein ist leicht gebeugt, um das Kniegelenk zu entlasten.

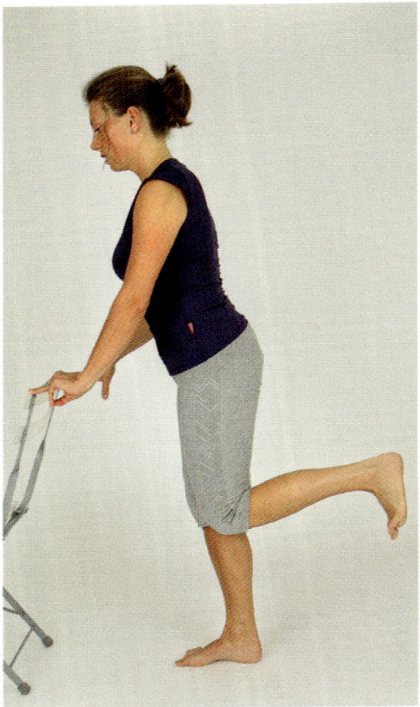

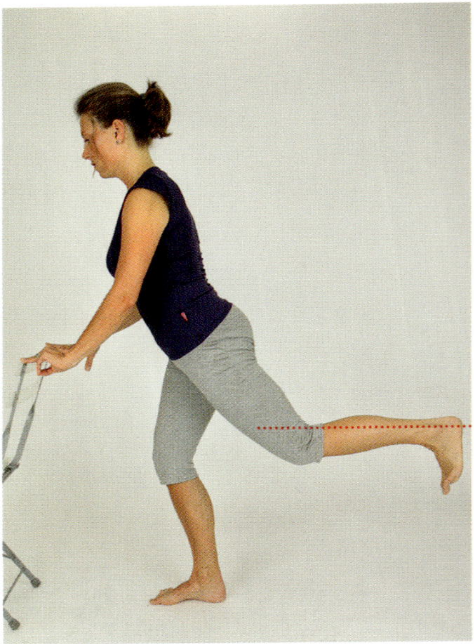

- Winkeln Sie nun das Spielbein an und bringen es mit der Ferse auf Kniehöhe. Hierbei entsteht ein rechter Winkel im Knie.
- Um den Rumpf zu stabilisieren und den Stand zu sichern, muss der Bauch fest angespannt werden.
- Schieben Sie den Unterschenkel des Spielbeins wie auf einer Schiene in der Horizontalen nach hinten und stoppen neben dem Standbein.
- Achten Sie darauf, dass das Spielbein jedes Mal aktiv am Standbein anliegt und es berührt.

Wiederholung: Pro Bein 10 × schieben, 3 Durchgänge

Bitte beachten:
- Aktivieren Sie die unteren Bauchmuskeln.
- Die gehobene Ferse ist schnell zu tief, achten Sie auf eine richtige Haltung!

Fersen-Lift ★★★

Kräftigung der Oberschenkelrückseite

Diese Übung ist eine Variation der vorherigen und schwieriger als diese.

- Halten Sie das bereits nach hinten geschobene Spielbein rausgeschoben.

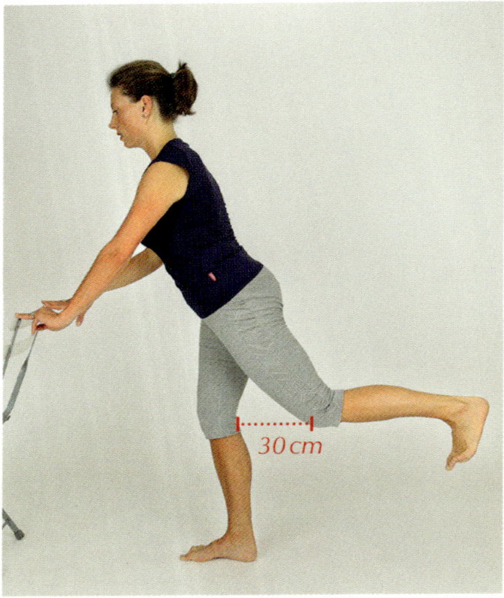

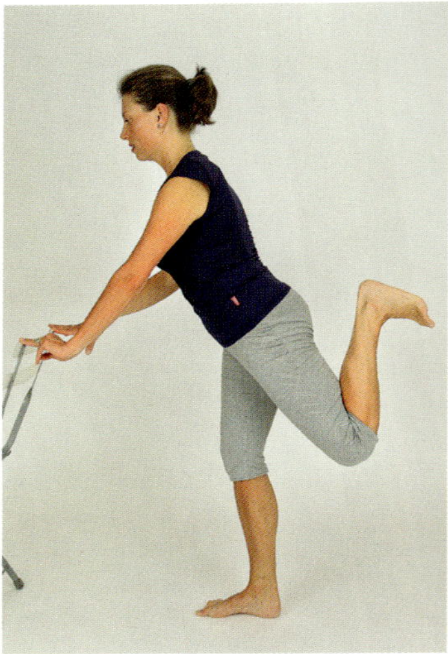

- Der Oberkörper befindet sich in einer leichten Vorbeuge mit aktivierter unterer Bauchkraft.
- Jetzt ziehen Sie die Ferse zum Po, halten sie für einen Moment dort und senken sie wieder bis auf Kniehöhe.
- Bewegen Sie sie wechselweise nach oben und unten.

Wiederholung: Pro Bein 10 × auf und ab, 3 Durchgänge

Bitte beachten:

- Achten Sie auf den Abstand zwischen den Oberschenkeln.

Sie liegen nicht beieinander. Das hintere Bein befindet sich 30 Zentimeter hinter dem Standbein.

Ausfallschritt am Stuhl ★★★

Dehnung des Hüftbeugers

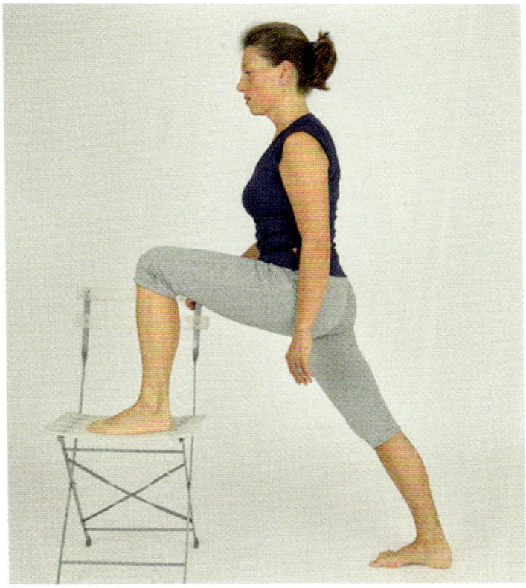

- Stehen Sie seitlich neben dem Stuhl, das Standbein ist 1 bis 2 Fußlängen vom Stuhl entfernt und im Knie leicht gebeugt.
- Das andere Bein steht angewinkelt mit ganzer Sohle auf der Sitzfläche.
- Sie können sich, wenn nötig, festhalten.
- Spannen Sie jetzt den Po fest an und schieben ihn kräftig nach vorn.
- Das Knie darf nicht über die Fußspitze hinausgeschoben werden, die Ferse des Standbeins bleibt am Boden.
- Achten Sie darauf, dass das Standbein im Knie leicht gebeugt ist.

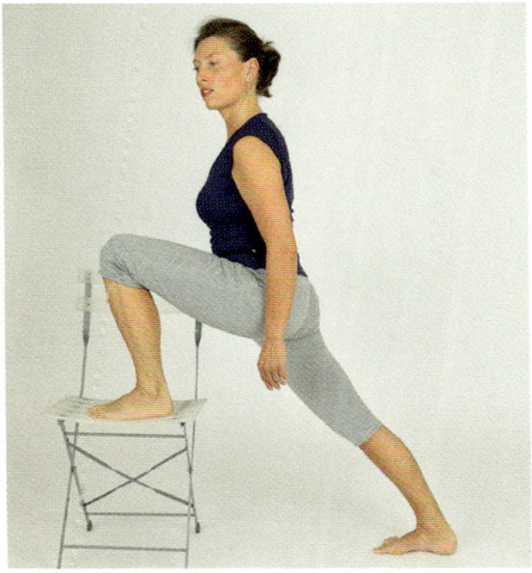

Wiederholung: Pro Bein 10 × schieben, 3 Durchgänge

Variante: Als Variation können Sie die Endposition (Dehnung) 30 Sekunden halten.

Tipp:

- Das Knie darf nicht über die Fußspitze hinausragen. Vergrößern Sie ggf. den Abstand zum Stuhl.

Bitte beachten:

- Der Stuhl muss sicher stehen, sonst besteht Sturzgefahr.

Ab- und Adduktion ★★

Kräftigung der Beinaußen- und -innenseiten,
Kräftigung der schrägen Bauchmuskeln

- Stehen Sie aufrecht.
- Sie können sich gerne am Stuhl oder an einem anderen Hilfsmittel festhalten.
- Stabilisieren Sie die Wirbelsäule, indem Sie Bauch- und Rückenmuskeln anspannen.
- Lassen Sie Ihre Wirbelsäule „wachsen".
- Beugen Sie das Standbein leicht, spreizen Sie das Spielbein zur Seite ab, strecken es aktiv und schieben die Ferse bewusst nach außen, damit das Knie gestreckt wird.

- Die Fußspitze zeigt nach vorn, drehen Sie sie nicht nach oben!
- Dann heben Sie das gestreckte Spielbein seitlich auf und ab.
- Der Oberkörper darf nicht zur gegenüberliegenden Seite kippen. Aktivieren Sie deshalb die Rumpfmuskeln ausreichend.
- Wenn die Fußspitze korrekt nach vorn zeigt, lässt sich das Bein maximal bis auf Kniehöhe heben.

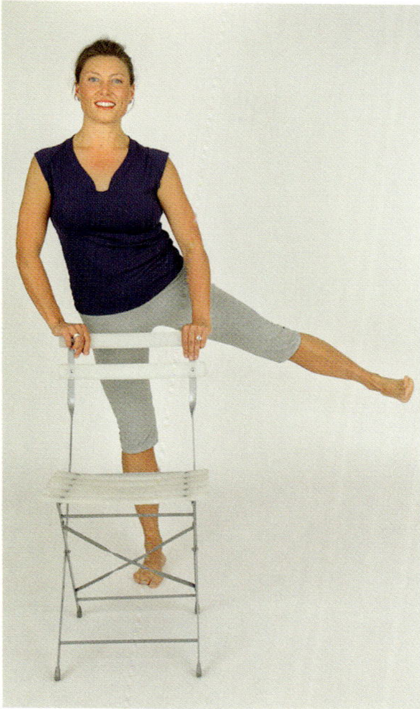

Wiederholung: 10 × auf und ab, 3 Durchgänge pro Bein

Bitte beachten:

- Die Rumpfkraft darf nicht nachlassen. Spannen Sie Bauch- und Rückenmuskeln aktiv an.
- Halten Sie Ihren Oberkörper aufrecht und mittig!

Liegende Achterschwünge ★

Mobilisation für alle Gelenke.
Diese Übung eignet sich als Einstiegsübung.

- Stellen Sie sich mit den Beinen in eine leichte Grätschstellung, die Fußspitzen zeigen etwas nach außen.
- Umfassen Sie Ihre Hände und strecken Sie die Arme vor dem Körper aus.
- Die Arme zeichnen horizontale Achterschwünge vor dem Oberkörper, weit von rechts nach links.

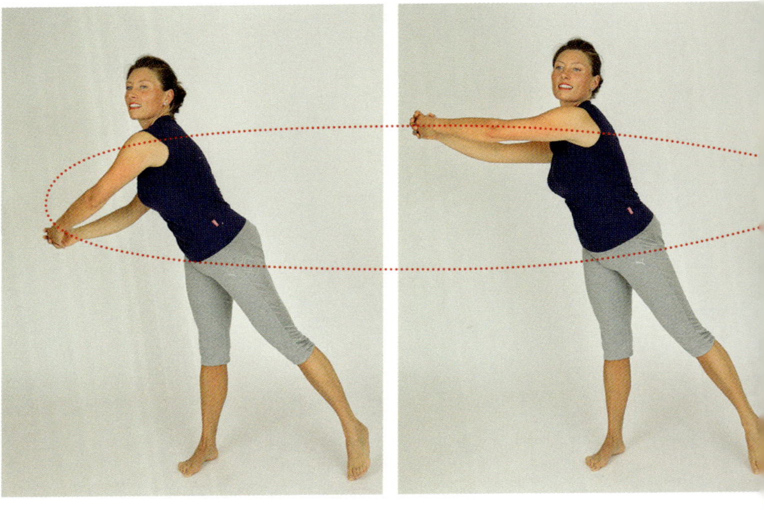

- Die Achter liegen und können bis zu 2 Meter lang werden.
- Die Beine sind dabei so locker, dass sich die Fersen vom Boden lösen.
- Der ganze Körper schwingt – legen Sie sich richtig mit in die Kurven.
- Variieren Sie die Achter: Mal sind sie klein und rundlich, mal schmal und lang gezogen.

Wiederholung: 30 Achter „zeichnen"

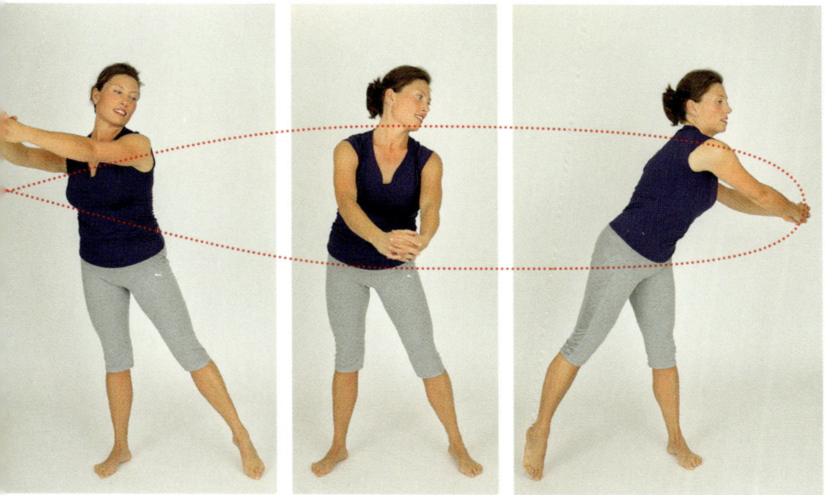

Einarmiges Mühlrad ★

Dehnung der Brustmuskulatur,
Mobilisation des Schultergelenks und der Brustwirbelsäule

- Stehen Sie hüftbreit, die Knie sind locker und die Füße parallel.
- Ziehen Sie zum Schutz der Bandscheiben den Bauchnabel leicht ein.
- Ein Arm zieht einen Rückwärtskreis: Der Kreis beginnt mit einer Hand unten, die nach vorn hochgehoben wird, bis sie mit dem gestreckten Arm ganz nach oben zeigt.
- Schauen Sie dort in Ihre Handfläche.
- Von dem Moment an verfolgt der Blick die Hand, die von oben nach hinten und dann nach unten geführt wird.

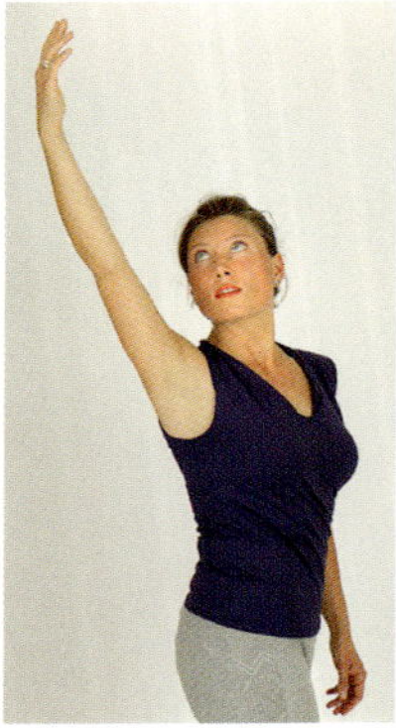
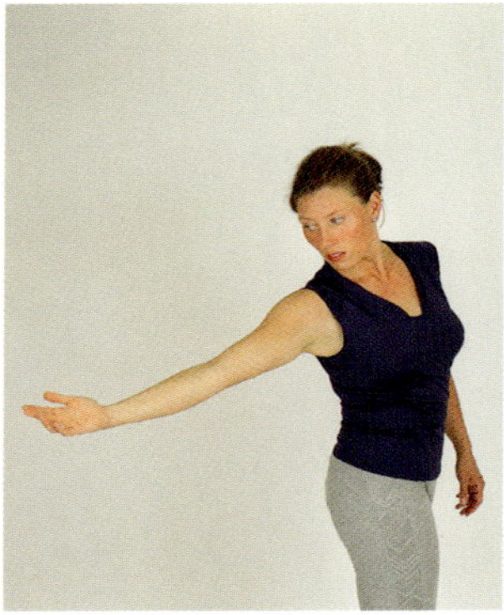
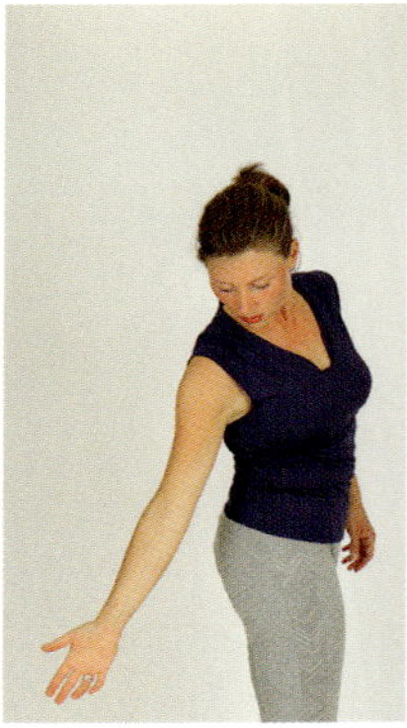

Wiederholung: 10 Kreise mit jedem Arm

Tipp:

- Führen Sie die Armbewegung langsam aus.

Bitte beachten:

- Bei leichtem Schwindel lassen Sie den Blick nach vorn gerichtet.

Stehaufmännchen seitlich ★★★

Balance-Training, Stabilisation des Muskelkorsetts

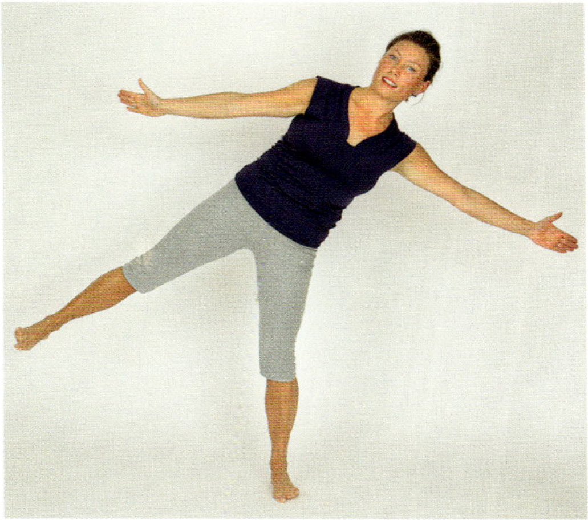

- Beginnen Sie im sicheren Stand.
- Stellen Sie dabei mit gestreckter Wirbelsäule die Körperstabilität her, indem Sie die Rumpfmuskeln (Bauch, Rücken und Po) fest anspannen.
- Stellen Sie sich vor, Sie würden

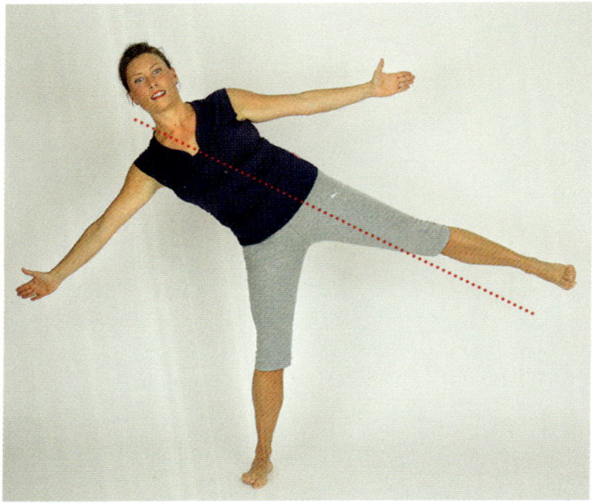

ein festes Muskelkorsett anlegen, das die Wirbelsäule stützt und aufrichtet.

- Der stabile Oberkörper neigt sich zu einer Seite, während Sie das entgegengesetzte Bein seitlich in die Diagonale anheben.
- Bleiben Sie in der Taille stabil. Sie sollte nicht abknicken. Oberkörper und Bein bilden eine Linie.
- Schaukeln bzw. kippen Sie nun wie ein „Stehaufmännchen“ abwechselnd von rechts nach links.
- Wenn der Oberkörper sich nur leicht zur Seite neigt, heben Sie das Spielbein auch nur leicht an.
- Je höher das Bein, umso tiefer der Oberkörper, desto intensiver wird die Übung.

Wiederholung: Kippen Sie 30 × nach rechts und links

Tipp:

- Oberkörper und gehobenes Bein bilden eine Linie.

Bitte beachten:

- Bemühen Sie sich, nicht in der Taille abzuknicken!

Po-Lift ★★★

Kräftigung der Gesäßmuskulatur

- Die Ausgangsposition ist der hüftbreite Stand, bei dem die Füße parallel stehen.
- Die gestreckten Arme befinden sich neben dem Körper.
- Ziehen Sie den Bauchnabel ein und spannen Sie den Po an, bevor Sie beginnen.

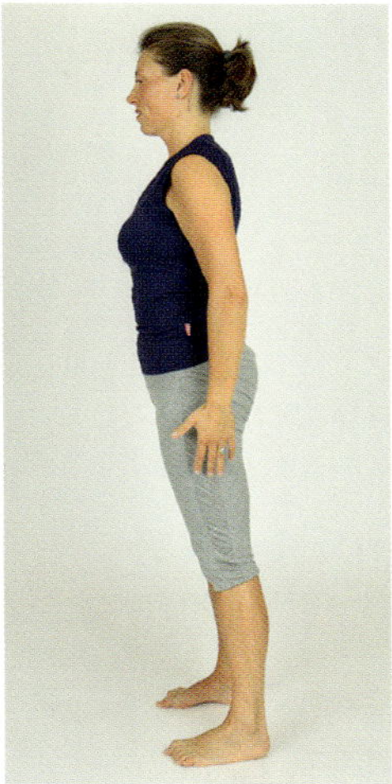

- Schieben Sie jetzt den Po erst weit nach hinten, dann nach unten, als wollten Sie sich setzen.

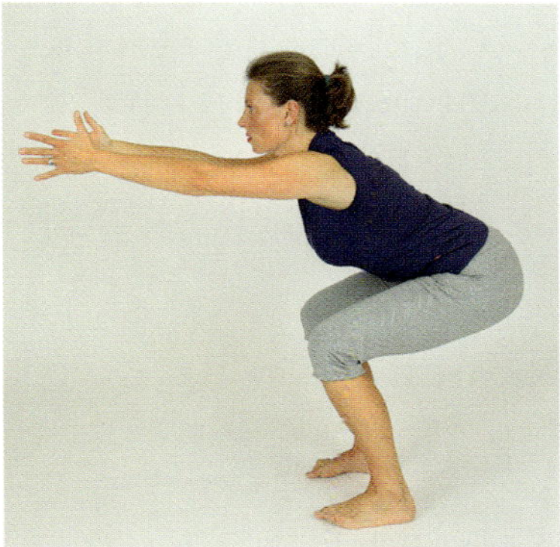

- In der Endposition ist der Rücken gerade und die Arme sind auf Schulterhöhe nach vorn gestreckt.
- Lassen Sie den Bauchnabel weiterhin fest eingezogen.
- Achten Sie unbedingt darauf, dass die Knie nicht über die Fußspitzen hinausragen!
- Heben Sie den Po langsam auf und ab.

Wiederholung: 10 × „hinsetzen", 3 Durchgänge

Bitte beachten:
- Die Knie dürfen nicht über die Fußspitzen hinausragen, der Po muss weit genug nach hinten schieben.

Tipp:
- Atmen Sie gleichmäßig.

Bogen spannen ★★

Kräftigung der Schulterblattmuskulatur

- Stehen Sie im sicheren Stand, die Füße sind hüftbreit, die Knie locker, der Po ist jedoch angespannt.
- Strecken Sie die Arme auf Schulterhöhe nach vorn und schulterbreit auseinander.
- Ziehen Sie nun abwechselnd Ihre Ellenbogen angewinkelt

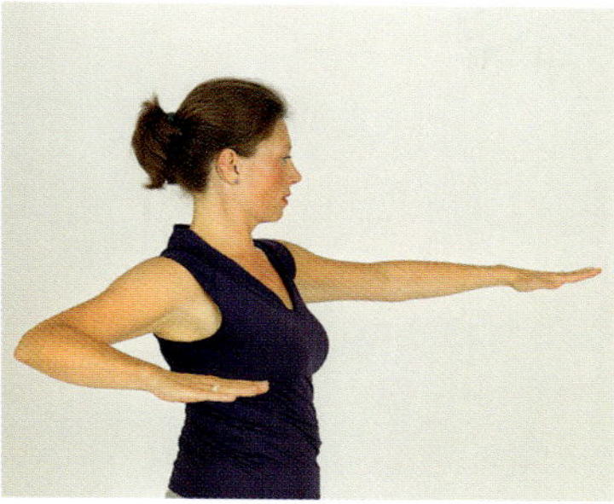

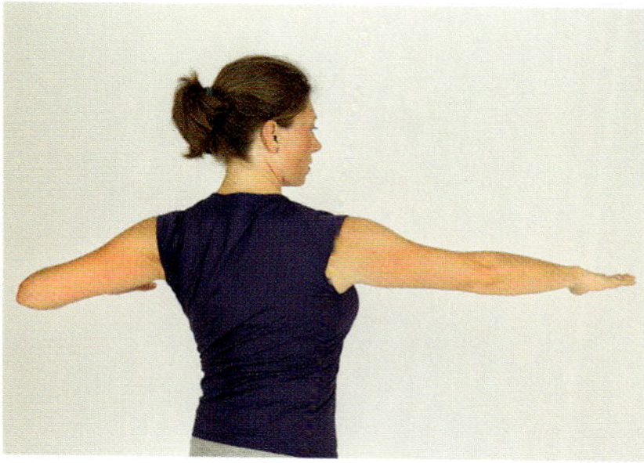

so weit nach hinten, dass das jeweilige Schulterblatt an die Wirbelsäule drückt.

- Spannen Sie einen Bogen. Mal zieht der rechte Arm angewinkelt zurück und streckt sich dann wieder nach vorn aus, mal zieht der linke Arm angewinkelt nach hinten, mit anschließender Armstreckung nach vorn.
- Das Becken bleibt aufgrund der Pospannung fest und fixiert in der Mitte.

Wiederholung: 30 × 3 Durchgänge

Bitte beachten:

- Strecken Sie den Nacken, sodass ein Doppelkinn entsteht.

Tipp:

- Die nächste Übung ist als Ausgleich empfehlenswert.

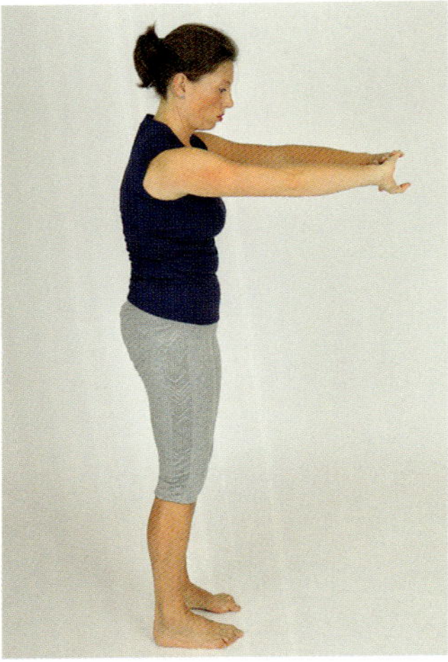

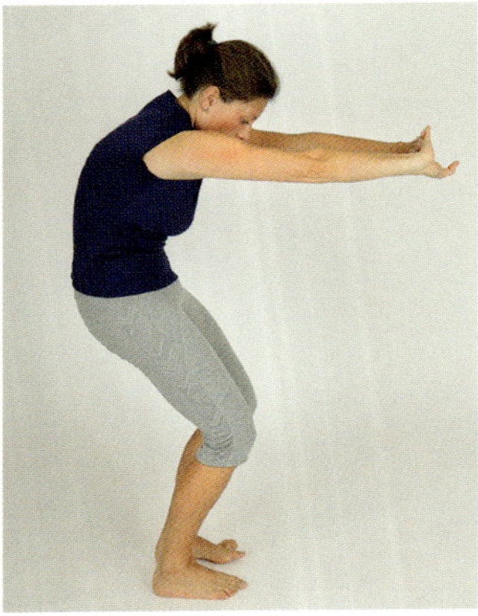

Schrank schieben ★

Dehnung der gesamten Rückenmuskulatur

- Stehen Sie hüftbreit, die Füße sind parallel und die Knie deutlich gebeugt.
- Mit gefassten Händen bringen Sie die Arme vor dem Körper auf Schulterhöhe, dabei drehen Sie die Handinnenflächen nach vorn.
- Schieben Sie die gestreckten Arme mit den gefassten Handflächen nach vorn.
- Den extrem gerundeten Rücken drücken Sie nach hinten, dabei wird das Steißbein zusätzlich kräftig unter den Körper geschoben, damit sich der untere Rücken stark rundet.
- Stellen Sie sich vor, Sie würden mit den Händen einen Schrank nach vorn schieben und mit dem runden Rücken einen Schrank nach hinten.

Wiederholung: Dehnposition 45 Sekunden halten, 3 bis 5 ×

Bitte beachten:
- Achten Sie darauf, die Schultern nicht zu den Ohrläppchen zu ziehen.

Wirbelsäulen-Rolle ★
Entspannung der Wirbelsäule

- Lehnen Sie sich mit dem Rücken an die Wand, die Fersen stehen eine Fußlänge von der Wand entfernt.
- Stellen Sie die Beine hüftbreit und beugen Sie leicht die Knie.
- Lassen Sie beide Arme locker hängen und entspannen Sie auch die Schultern.
- Lösen Sie nun die Wirbelsäule Zentimeter für Zentimeter durch Abrollen von der Wand.
- Dabei runden Sie den Rücken immer mehr ab und neigen ihn nach vorn und unten.

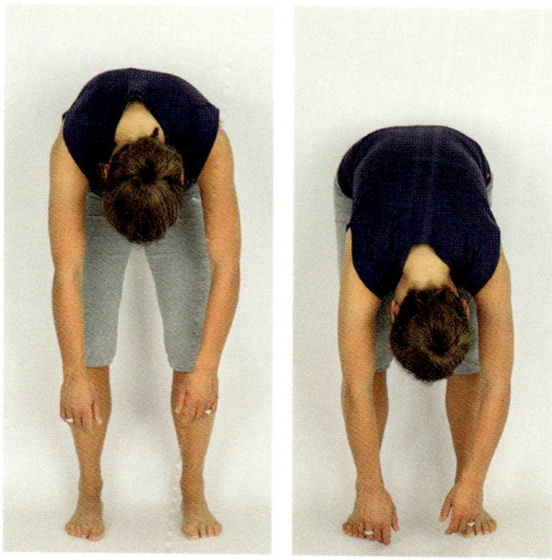

- Das Steißbein bleibt immer an der Wand.
- Dann rollen Sie sich wieder langsam an der Wand entlang auf, hierfür ziehen Sie den Bauchnabel fest ein.
- Achten Sie darauf, dass Sie die Schultern locker lassen und nicht nach oben ziehen.

Wiederholung: 5 × und mehr

Tipp:
- Die Knie sind deutlich gebeugt.
- Die Schultern bleiben locker und entspannt.

Hand-Knie-Kombination ★★★

Koordination und Kräftigung der Bein- und Rumpfmuskeln

- Lehnen Sie sich mit dem Rücken sicher an die Wand.
- Stellen Sie die Beine hüftbreit auseinander.
- Bringen Sie den Po so tief wie möglich nach unten. Je tiefer Sie in die Hocke gehen, desto intensiver wird die Übung.
- Die Knie müssen sich über den Fersen befinden, stellen Sie also die Fersen dementsprechend weit von der Wand weg.
- Mit den Händen können Sie sich an der Wand festhalten.
- Um genügend Stabilität zu erhalten, spannen Sie die

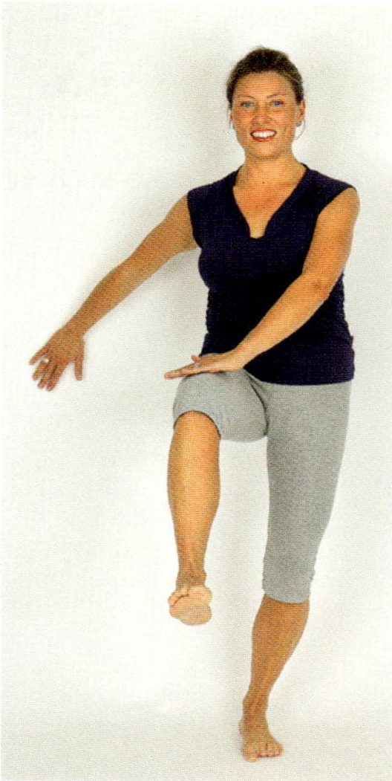
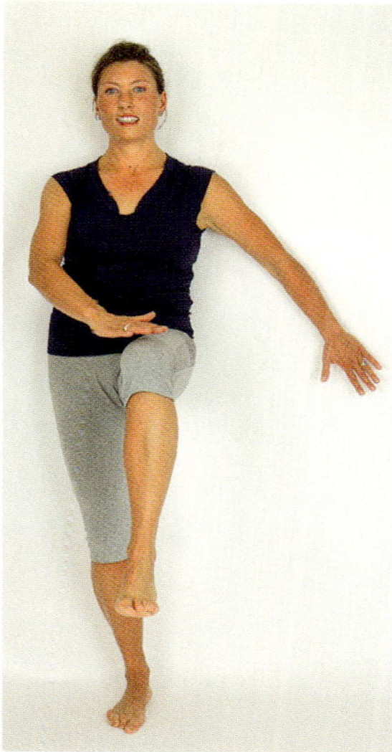

Rumpfmuskeln kräftig an und drücken Sie den Rücken an die Wand.

- Jetzt heben Sie das linke Bein und führen die rechte Hand zum linken Knie.
- Kommen Sie zur Ausgangsposition zurück und üben dann die andere Seite, indem Sie das rechte Knie heben und die linke Hand zum rechten Knie bringen.
- Üben Sie dies im zügigen Wechsel.

Wiederholung: 10 × 3 Durchgänge

Tipp:

- Die Füße müssen rutschfest stehen.

Übungen im Liegen

Die folgenden Übungen führen Sie am besten am Boden auf einer Matte aus.

Bauchnabel-Sog ★

Kräftigung für die Bauchmuskulatur

- Begeben Sie sich in Bauchlage.
- Legen Sie beide Hände aufeinander und die Stirn auf die Handrücken.
- Die Fußspitzen stellen Sie hüftbreit auf.
- Heben Sie den Bauchnabel von der Unterlage an und ziehen Sie ihn in die Körpermitte.
- Setzen Sie maximale Kraft ein und halten Sie die Spannung in der Endposition.
- Der Bauchnabel zieht wie ein Sog die umliegende Bauchdecke mit.
- Achten Sie auf eine gleichmäßige Atmung.

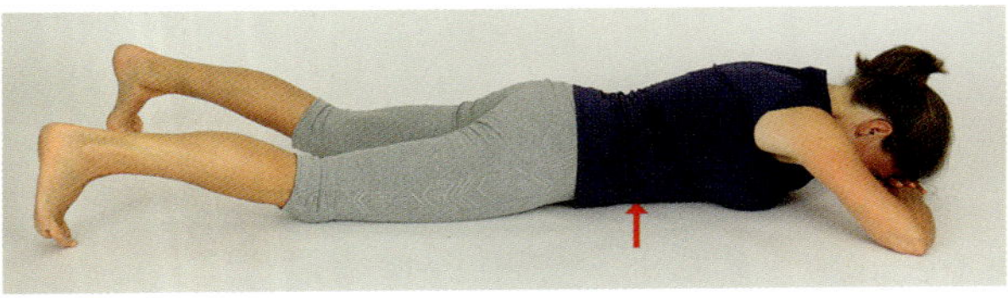

- Der Rücken wird nicht verformt, er ist sogar entspannt.

Wiederholung: Position 5 × 10 bis 20 Sekunden halten

Tipp:
- Achten Sie auf einen entspannten Nacken.

Recken und strecken ★

Entspannung und Dehnung der gesamten Rumpfmuskulatur

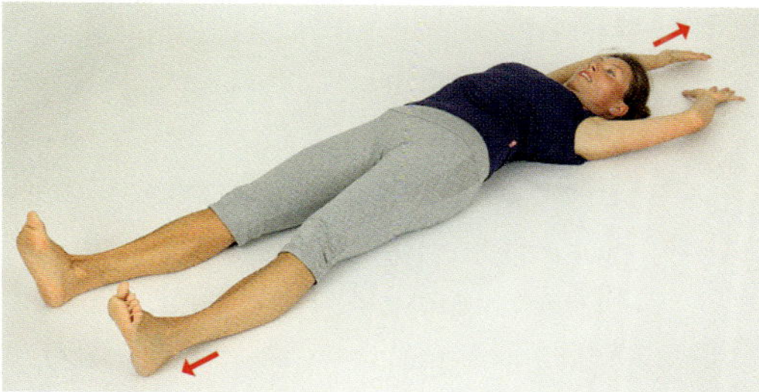

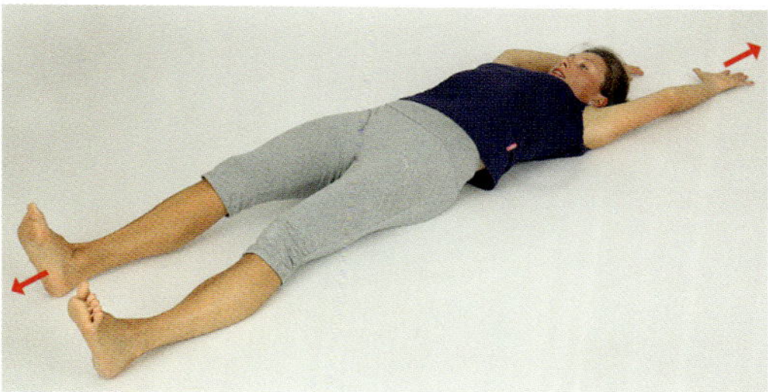

- Legen Sie sich auf den Rücken.
- Die Beine sind hüftbreit ausgestreckt, die Arme legen Sie seitlich neben den Kopf.
- In dieser Position recken und strecken Sie sich und dehnen sich in den Diagonalen gegengleich.
- Schieben Sie die gestreckten

Beine der Länge nach mit den Fersen nach unten und die Arme mit den Schultern an den Ohren vorbei.

- Durch das maximale Strecken und Schieben wölbt sich der Rücken und die Bauchdecke wird gedehnt.

Tipp:

- Der Rücken ist locker und gewölbt.

Fersen-Rücken-Arm-Spannung ★★

Kräftigung des gesamten Körpers

- Winkeln Sie in der Rückenlage die Knie an und stellen Sie die Fersen hüftbreit auf.
- Die Fußspitzen ziehen Sie in Richtung Schienbein.
- Winkeln Sie beide Arme an, um die Ellenbogen auf Schulterhöhe aufzustellen.

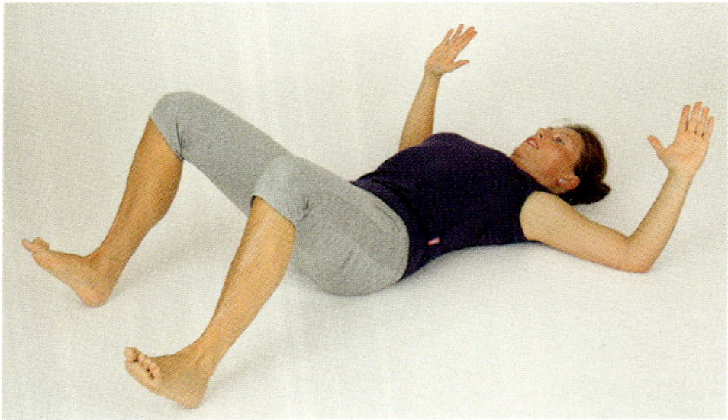

- Drücken Sie nun Fersen, Rücken und Ellenbogen zeitgleich mit maximaler Kraft nach unten und halten Sie den Druck.
- Zählen Sie laut und langsam bis 10.

Wiederholung: 15 × 10 Sekunden halten

Bitte beachten:
- Achten Sie auf einen gleichmäßigen Atmen.
- Lockern Sie den ganzen Körper zwischendurch.

Schulter-Gleiten ★

Entspannung der Schulter-, Nacken- und Brustmuskulatur

- Liegen Sie auf dem Rücken und stellen Sie die Füße mit angewinkelten Beinen hüftbreit auf.
- Halten Sie beide Arme gestreckt und schulterbreit in der Senkrechten.
- Schieben Sie einen Arm immer so hoch, dass die Schulter und das Schulterblatt mit angehoben werden.
- Senken Sie dann bewusst das Schulterblatt und die Schulter stufenweise und nacheinander sanft ab. Die Arme bleiben in der Senkrechten.

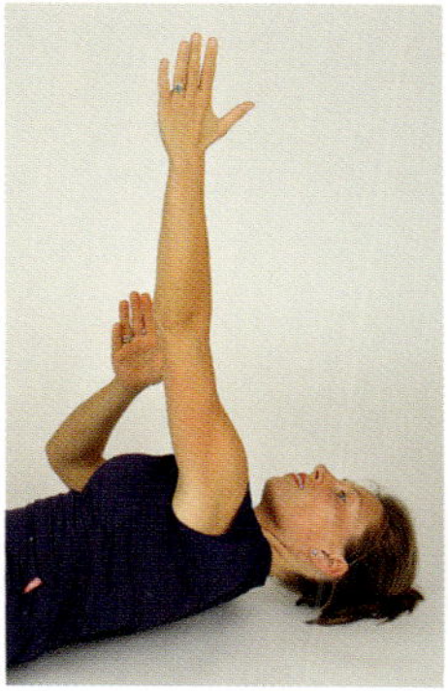

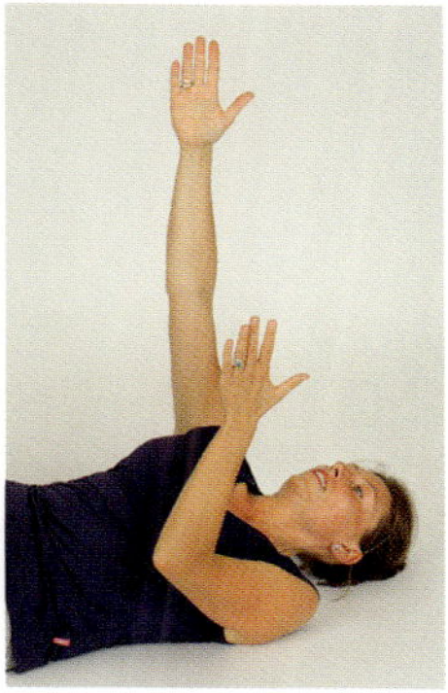

- Heben und senken Sie den rechten und linken Arm wechselweise.

Wiederholung: 10 × heben und senken, 3 Durchgänge

Bitte beachten:
- Die Schulter darf nicht zum Ohr ziehen.

Tipp:
- Bleiben Sie locker auf dem Hinterkopf liegen.

Bauchmuskel-Presse ★★★
Kräftigung der geraden Bauchmuskulatur

- Bringen Sie in Rückenlage beide Beine in Stufenhaltung.
- Knie- und Hüftgelenke befinden sich in einem rechten Winkel.
- Der untere Rücken drückt zur Stabilisation und zum Schutz der Bandscheiben die ganze Zeit in die Unterlage.
- Platzieren Sie die Hände an den vorderen Oberschenkeln, um dort Widerstand aufzubauen.
- Dabei drücken die Hände die Oberschenkel nach vorn und die Oberschenkel drücken in die Hände.
- Bauen Sie Gegendruck auf. Drücken Sie mit maximaler Kraft und atmen Sie gleichmäßig. Vernachlässigen Sie den

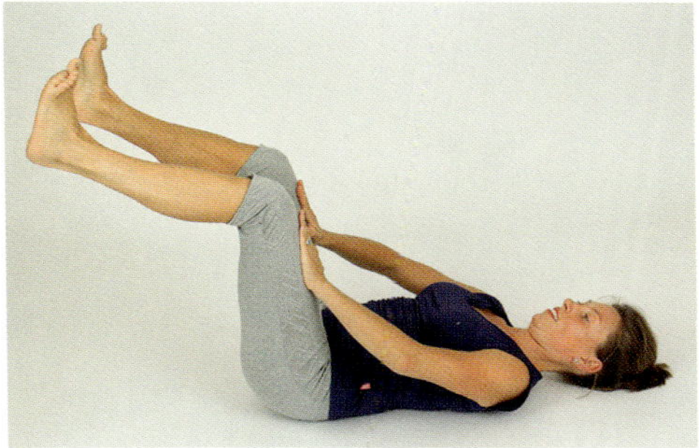

Druck des Rückens nach unten nicht!
- Zählen Sie laut bis 10 und lockern Sie sich zwischendurch.

Wiederholung: 3 bis 5 ×, 10 Sekunden halten

Bitte beachten:
- Platzieren Sie die Knie weit genug vorn über den Hüftgelenken.
- Lösen Sie den unteren Rücken nicht von der Unterlage.

Torsion ★★★
Dehnung der Gesäß- und Brustmuskulatur

- Legen Sie sich zunächst auf den Rücken.
- Das rechte Bein legen Sie gestreckt am Boden ab, das linke Bein heben Sie angewinkelt in die Luft.
- Mit der rechten Hand halten Sie das linke Knie.
- Strecken Sie den linken Arm und legen Sie ihn möglichst über Schulterhöhe neben dem Körper ab, die Hand liegt mit dem Handrücken am Boden.

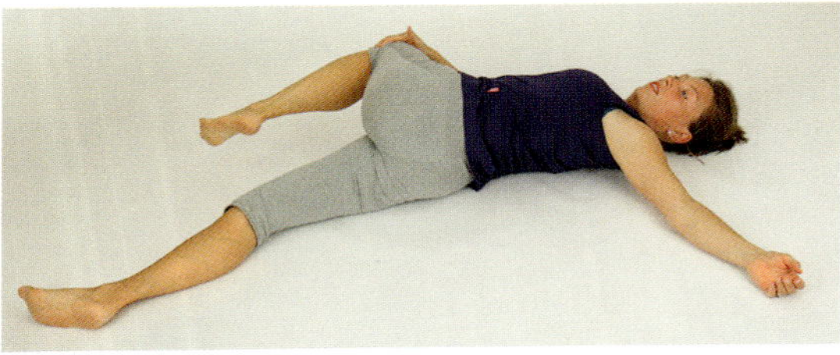

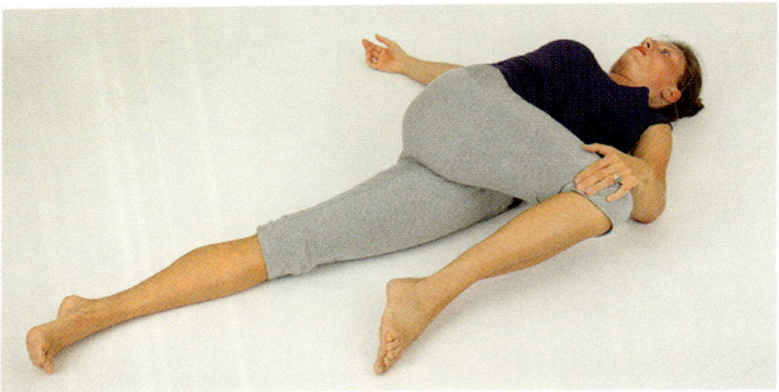

- Führen Sie das linke angewinkelte Bein langsam nach rechts, soweit es geht.
- Die linke Schulter drücken Sie dabei aktiv auf den Boden.
- Halten Sie Ihren Körper in der Enddehnung und atmen Sie tief.
- Kommen Sie zwischendurch immer wieder langsam zur Mitte zurück, um dann verstärkt die Dehnposition einzunehmen.
- Dehnen Sie anschließend in die andere Richtung.

Wiederholung: 3 bis 5 ×, 30 bis 45 Sekunden halten

Die Autorin

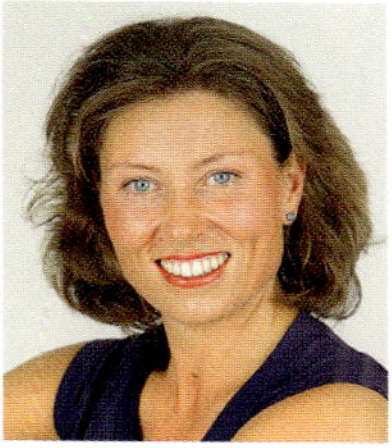

Ricarda Krusemark-Rasch ist qualifizierte Osteoporose-Spezialistin. Als Referentin und Seminarleiterin macht sie auf Großveranstaltungen oft mit Hunderten von Menschen Gymnastik. 1998 erschien ihre erste Gymnastik-CD, inzwischen ist eine ganze CD-Reihe erhältlich. Im März 2011 gründete sie das „Forum starke Knochen" in München, wo sie täglich Osteoporose-Therapien und -Beratungen abhält. www.forumstarkeknochen.de

Kompetente *Ratgeber* Praktische *Hilfe*

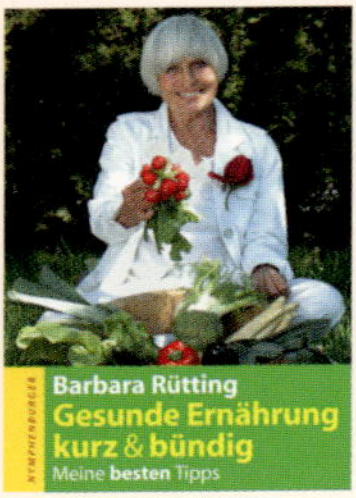

ISBN 978-3-485-01157-0
64 Seiten, farb. Abb.

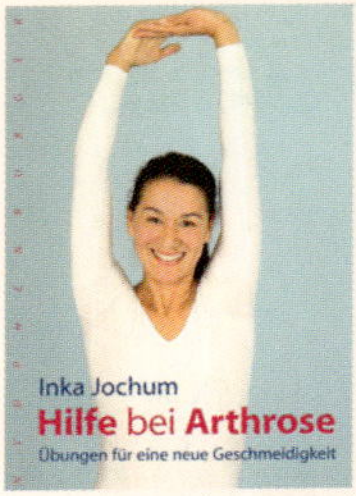

ISBN 978-3-485-02812-7
64 Seiten, farb. Abb.

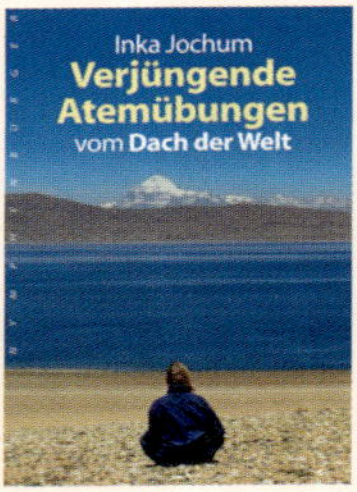

ISBN 978-3-485-01389-5
64 Seiten, farb. Abb.

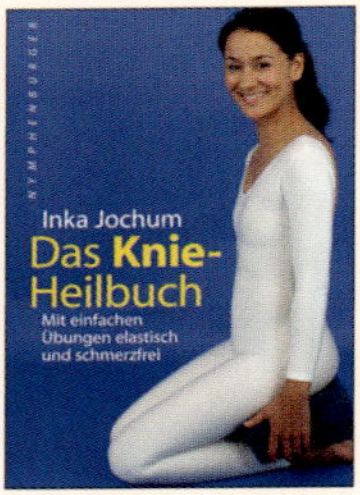

ISBN 978-3-485-01300-0
64 Seiten, farb. Abb.

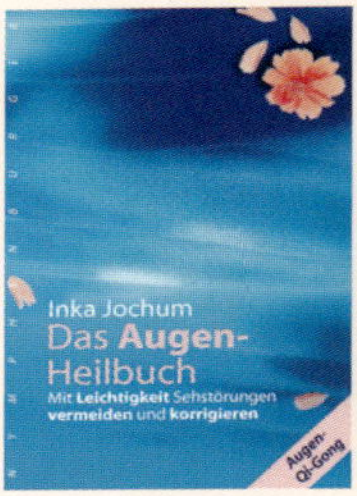

ISBN 978-3-485-00925-6
56 Seiten, farb. Abb.

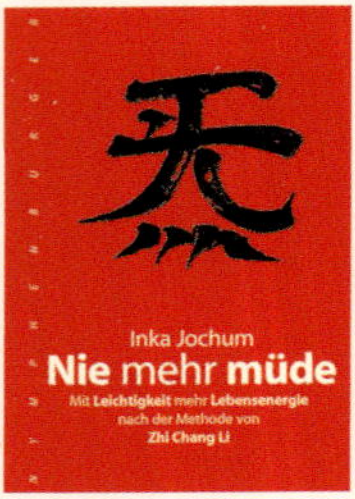

ISBN 978-3-485-00896-9
64 Seiten, farb. Abb.

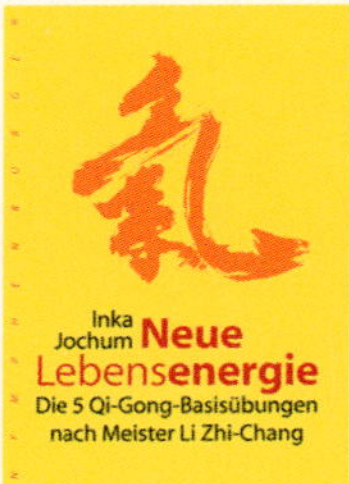

ISBN 978-3-485-01048-1
64 Seiten, farb. Abb.

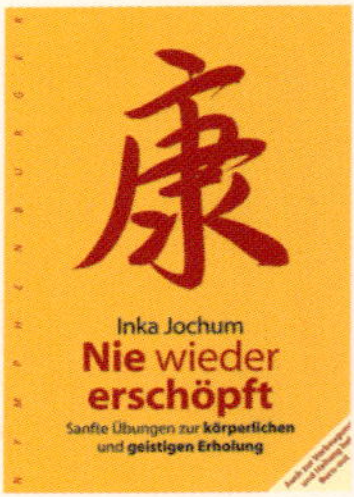

ISBN 978-3-485-01362-8
64 Seiten, farb. Abb.

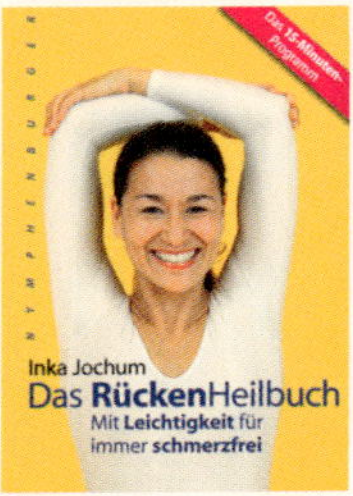

ISBN 978-3-485-00857-0
56 Seiten, farb. Abb.

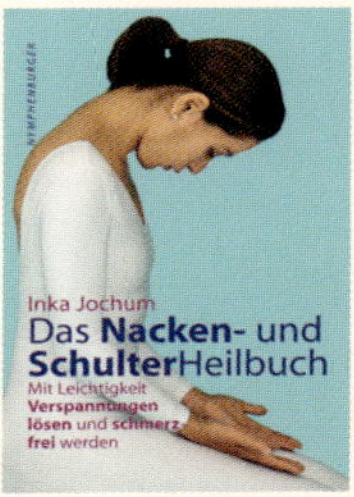

ISBN 978-3-485-01158-7
64 Seiten, farb. Abb.

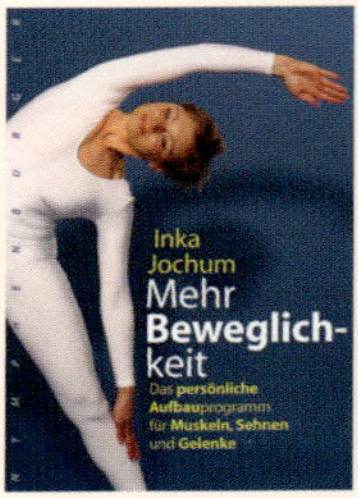

ISBN 978-3-485-01090-0
64 Seiten, farb. Abb.